AF246484

IVᵉ CONGRÈS PÉRIODIQUE

DE

GYNÉCOLOGIE, D'OBSTÉTRIQUE ET DE PÆDIATRIE

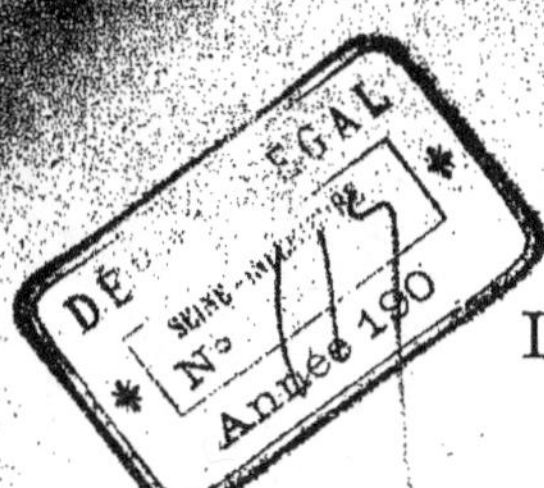

De la
Malignité des Kystes
de l'Ovaire

RAPPORT

FAIT

Par le Docteur CERNÉ

(de Rouen)

ROUEN

IMPRIMERIE LECERF FILS

1904

DE LA MALIGNITÉ DES KYSTES DE L'OVAIRE

RAPPORT

Par le Docteur CERNÉ

(de Rouen)

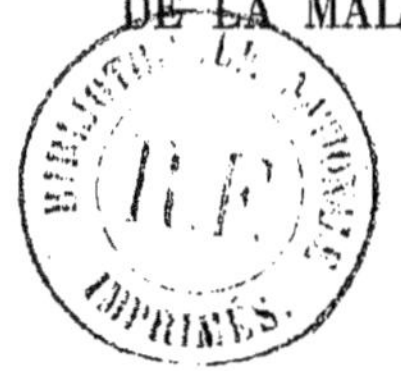

Le kyste de l'ovaire est un exemple frappant de la variabilité d'évolution de tumeurs dont l'origine et la structure microscopique sont fondamentalement identiques, mais dont la marche et l'aspect cliniques peuvent, suivant les cas, différer d'une manière absolue. La *bénignité* et la *malignité* sont des expressions cliniques qui s'appliquent plus aux cas observés, aux espèces, suivant l'expression juridique, qu'à telle ou telle classe de tumeurs. Aussi la classification en tumeurs bénignes et tumeurs malignes a-t-elle été justement abandonnée par les anatomo-pathologistes. Telle tumeur habituellement bénigne peut se généraliser comme le plus malin des cancers; tel cancer peut évoluer avec une lenteur qui en fait presque disparaître la malignité traditionnelle.

Encore est-il que les tumeurs d'origine épithéliale tiennent la tête parmi les néoplasmes graves. Si telles particularités de siège, suivant l'organe ou le tissu atteint, de terrain aussi sans doute, viennent modifier notablement leur pronostic, elles sont toujours capables de récidive, presque toujours de généralisation. A ce titre, on pourrait poser en principe que le kyste de l'ovaire étant un épithélioma, personne ne le conteste, est une tumeur fondamentalement maligne. Et, en effet, une tumeur qui, dans des cas dont nous aurons à apprécier le pourcentage, certainement élevé, se greffe, récidive, se généralise, mérite bien, semble-t-il, d'être rangée parmi les néoplasmes graves.

Et, cependant, sa bénignité clinique est souvent si manifeste que cette formule simpliste soulèverait des protestations légitimes. C'est que nous rencontrons ici des conditions favorables à l'évolution bénigne : l'*enkystement*, qui rapproche le kyste de l'ovaire des tumeurs anatomiquement bénignes ; l'*isolement* relatif, tenant et à cet enkystement et à la ténuité des connexions avec le reste de l'organisme ; un *mode d'activité* tout particulier de l'épithélium néoplasique, activité souvent dirigée dans le sens de la *sécrétion* plutôt que multiplicatrice et envahissante.

Aussi, malgré le rapprochement fait au nom de la clinique, il y a quatre-vingts ans, par Delpech (de Montpellier), entre le kyste de l'ovaire et le cancer, malgré la confirmation microscopique de ce rapprochement, due aux travaux de Waldeyer, Malassez, Quénu, Poupinel, etc., nombre d'auteurs ont continué de considérer et considèrent encore l'évolution maligne du kyste de l'ovaire comme presque exceptionnelle. Telle n'est point, depuis plusieurs années, mon opinion personnelle, en raison des nombreux cas de malignité clinique absolue qu'il m'a été donné de rencontrer. J'espère montrer qu'il est utile de serrer de près la question et préparer pour l'avenir des conclusions définitives, en attirant l'attention de tous les chirurgiens sur le sort définitif de leurs opérées [1].

Je prendrai comme point de départ ce kyste bénin, qui a été si longtemps pour les cliniciens le type de l'affection qui nous occupe, et parcourrai les étapes de sa gravité croissante. J'ai à peine besoin de spécifier qu'il ne sera point question ici du kyste parovarien uniloculaire et hyalin, ni du kyste dermoïde pur, mais seulement du kyste dit *épithélioma mucoïde*, ovarien ou parovarien, simple ou associé au kyste dermoïde ou en combinaison avec d'autres tissus dans les tumeurs complexes. Mais j'ajouterai que les cas étiquetés épithélioma végétant, adénome papillaire des ovaires, me paraissent de même nature que les kystes mucoïdes. J'ai observé un cas où ces prétendus papillomes existaient seuls dans une première opération, tandis qu'à la récidive, un an après, on trouvait un véritable kyste à végétations internes. C'est un point à élucider au point de vue microscopique.

I. — ANATOMIE PATHOLOGIQUE.

De la poche en apparence unique à la masse aréolaire rendue presque solide par la multiplicité des poches et leur petit volume qui en résulte, on observe tous les intermédiaires imaginables et en même temps toutes les combinaisons possibles. En réalité, on a montré que jamais un kyste de l'ovaire vrai n'était uniloculaire au sens absolu du mot, et qu'on trouvait toujours dans la paroi de petites loges kystiques, au moins visibles au microscope, semblables à des culs-de-sac glandulaires.

Dans un cas intéressant que j'ai observé, la poche proprement dite, unique, était criblée à sa face interne de milliers de petites

---

1. Un certain nombre de mes observations ont déjà été publiées dans la thèse de Debray (Paris, 1900). Malheureusement, ces conclusions reposent sur des recherches insuffisantes et des chiffres inexacts.

élevures, grosses comme une tête d'épingle, qui n'étaient autre chose que de petits kystes dont l'évolution commençait.

La gravité croît généralement en raison directe du nombre de poches et de la petitesse relative de leurs dimensions. Le kyste à quelques grandes poches évolue bénignement ; le kyste à petites poches et à gâteau aréolaire devient suspect ; la tumeur, d'apparence solide, l'est bien plus encore.

La nature du contenu n'est pas moins variable. En faisant abstraction des hémorrhagies plus ou moins abondantes qui en modifient la couleur, le liquide peut varier d'une assez grande fluidité, permettant la ponction avec une fine aiguille, à une consistance de gelée, restant à la coupe emprisonnée dans les mailles des aréoles qui la contiennent. C'est ce qui se voit dans la dégénérescence colloïde. Cette consistance est en rapport avec la quantité des éléments figurés que contient le liquide et avec la forme des cellules épithéliales qui revêtent la paroi interne du kyste. Le plus souvent prismatique ou cylindrique, parfois cilié, cet épithélium peut être presque aplati, ou au contraire présenter au milieu de ses cellules cylindriques de nombreuses cellules caliciformes, gonflées, en dégénérescence colloïde. Ces différences représentent toute la gamme d'une multiplication plus ou moins rapide, plutôt, pensons-nous, que d'une nature toute particulière et différente. Cette interprétation nous semble plus en rapport avec cette constatation certaine que la densité et la consistance plus grandes du liquide sont en rapport avec une gravité plus marquée. Il ne paraît vraiment pas possible que l'on puisse comparer, dans des tumeurs dont l'épithélium dérive d'un type unique, les variations de composition et de sécrétion à celles d'autres kystes de l'économie, bénins ceux-là, dont la composition et la sécrétion diffèrent du fait même de la diversité de leurs épithéliums d'origine. Cette comparaison, qui semblerait permise au point de vue de l'anatomie pathologique pure, serait en contradiction avec les données de la pathologie générale.

Il y a donc simplement un épithélium plus ou moins actif à proliférer et à dégénérer, qui donne, par cela même, un liquide à consistance variable. Or, cette activité, disons-nous, est en rapport avec la malignité, ce qui se comprend sans peine, et presque toujours avec le nombre des poches. Ce sont les kystes pauciloculaires qui renferment, en général du moins, les liquides les moins denses, et réciproquement.

Nous n'avons pas à rappeler la formation des poches ; elles résultent de véritables bourgeons qui s'enfoncent dans la paroi des poches déjà existantes et s'accroissent peu à peu ; c'est cette néoformation pseudo-glandulaire qui constitue la structure épithéliomateuse. En sens contraire, on admet que les cloisons qui séparent les poches peuvent se résorber, et transformer un kyste multiloculaire en kyste pauciloculaire, moins grave. Dans le même ordre d'idées, l'activité cellulaire peut diminuer, et de larges surfaces de paroi se trouver dépouillées d'épithélium.

Si l'activité cellulaire décelée par la multiplication des poches et l'épaississement du contenu a une réelle importance, cependant il ne semble pas que la dégénérescence colloïde entraîne, *par elle-même*, un pronostic plus grave, et c'est en somme une dégénérescence aboutissant à la destruction cellulaire[1]. Il n'en est plus de même dans la variété suivante, où les cellules se multiplient sans dégénérer.

Dans l'intérieur des poches, même les plus petites, on voit souvent des bourgeons épithéliaux, soutenus par une travée conjonctive à la manière d'une papille microscopique. En cet état, ils n'ont aucune signification ; mais si ces papilles se multiplient, se divisent, deviennent arborescentes, elles deviennent visibles à l'œil nu, remplissent plus ou moins la cavité, constituent les végétations papilliformes, indices de prolifération active et dangereuse. Il est rare que le liquide de ces poches soit très épais, car ces cellules bien vivantes ne subissent pas la dégénérescence colloïde.

Que l'enveloppe du kyste amincie se perfore, ces végétations, d'abord internes, deviendront externes. D'autres fois, elles paraîtront être externes d'emblée, parce que, nées dans de petits kystes pariétaux, elles auront gagné la surface externe sans perforer de l'autre côté la paroi principale. Quel que soit leur mode d'apparition, ces végétations externes ont une haute gravité, car au bout de quelque temps elles sont le point de départ inévitable de greffes sur les organes voisins.

Enfin, la prolifération épithéliale peut changer de mode ; l'épithélium perd sa forme typique et devient irrégulier ; il n'est plus mucoïde, il s'infiltre en bourgeons irréguliers non kystiques dans le stroma, en dissocie les éléments au lieu de les écarter et de s'y enkyster. Nous sommes en présence de l'épithélioma atypique, le carcinome, forme de dégénérescence relativement fréquente, beau-

---

1. V. Cornil et Ranvier : *Manuel d'histologie pathologique* ; 2ᵉ édition, tome I, p. 68. Il y a peut-être quelques réserves à faire à ce sujet, quand on voit la généralisation de tumeurs colloïdes se faire sous forme de noyaux dont l'épithélium est également colloïde.

coup plus fréquente que pour aucun autre épithélioma, car il constitue un des rares exemples de l'économie où l'on puisse saisir *de
visu* la transformation de l'épithélioma typique en carcinome.

Nous n'avons point parlé de la structure de la paroi du stroma ; il
est ordinairement fibreux. Parfois il prolifère plus activement, et la
multiplicité des cellules conjonctives rappelle le sarcome ; elle n'a
sans doute qu'un rapport indirect avec la malignité.

Une place à part est à faire aux associations fréquentes des épithéliomas kystiques avec le kyste dermoïde, ainsi qu'aux tumeurs
complexes, dont la paroi contient d'autres tissus (cartilagineux,
musculaire) que le tissu conjonctif, ce qui a permis de les rappro-
cher avec raison des tumeurs analogues du testicule.

Ces associations sont sans doute plus intéressantes pour la pathogénie des kystes de l'ovaire, dont nous n'avons pas à nous occuper,
que pour leur gravité. Mais nous pensons qu'elles constituent souvent des formes suspectes et dangereuses.

Dans cette rapide description, nous avons eu pour but de tracer
le schéma de la gravité croissante des formes anatomiques, en suivant les descriptions anatomo-pathologiques et histologiques bien
connues, mais en les reliant méthodiquement entre elles, alors que,
dans ces descriptions, elles peuvent paraître constituer de véritables
variétés non justifiées. Il est temps d'abandonner certaines dénomi-
nations créées au jour le jour des progrès histologiques et qui,
trop employées encore, jettent de l'obscurité et de la confusion dans
le langage scientifique, dont la précision s'imposerait. Telles sont
les expressions de kystes glandulaires, adénoïdes, sarcomateux, etc.

En résumé, nous pouvons inscrire la gravité croissante de structure sous la forme suivante :

1° Kystes pauciloculaires, épithéliomas mucoïdes simples ;

2° Kystes multiloculaires, souvent à contenu partiellement colloïde ;

3° Kystes multiloculaires avec gâteaux aréolaires, ou complètement aréolaires, ordinairement à contenu colloïde ;

4° Tumeurs mixtes : association avec un kyste dermoïde ou présence de tissus complexes dans la paroi ;

5° Kystes à végétations papilliformes internes ;

6° Kystes à végétations papilliformes externes, souvent avec
greffes péritonéales ;

7° Kystes à transformation partiellement carcinomateuse.

Récidives. — Greffes. — Généralisations.

Toutes ces variétés sont-elles susceptibles d'une malignité révélée par la récidive, la greffe ou la généralisation? Répondre à cette importante question d'un manière absolue serait peut-être hasardeux.

Nous n'avons pas trouvé d'exemple de malignité notée après l'ablation d'un kyste pauciloculaire, mucoïde simple. La croyance à leur bénignité complète est l'opinion à peu près unanime des chirurgiens. Nous trouvons, il est vrai, dans la thèse de Poupinel, trois cas (130, 131, 132) qui contrediraient cette affirmation. Il s'agit bien, en effet, dans ces cas de kystes pauciloculaires ; nous ferons cependant remarquer que le seul examen histologique bien détaillé (131) parle de cellules caliciformes et de liquide visqueux dans une des poches ; qu'un autre (132) note des masses gélatiniformes. Il ne s'agirait donc pas de mucoïdes simples ; mais quelle nuance insignifiante, inappréciable pour faire affirmer une absolue bénignité !

Ces cas sont tout-à-fait exceptionnels, soit ; avec les kystes multiloculaires à contenu colloïde commence vraiment l'insécurité, d'autant plus fâcheuse que, le plus souvent, en a cru pouvoir escompter une guérison définitive.

Tous les travaux qui contiennent des observations de kystes malins relatent des faits concernant des kystes multiloculaires classés à l'opération comme bénins. Plusieurs des chirurgiens qui m'ont fait l'honneur de me répondre en citent de semblables, en particulier Monod, Pauchet, Jeanne, etc...

Il est cependant une réserve à faire que nous puisons dans le mémoire de M. Barnsby. Ce chirurgien porte seize fois le diagnostic de kyste malin et trouve dans dix-huit cas une transformation carcinomateuse. Il semblerait donc que si un examen histologique attentif était toujours pratiqué, le pronostic s'en trouverait souvent éclairé et aggravé.

Le danger des kystes colloïdes est encore augmenté s'ils se rompent dans le péritoine. Leur paroi est souvent très mince en certains points ; on le constate facilement pendant les opérations ; la rupture spontanée n'est pas exceptionnelle. Sans doute on a cité nombre de cas de guérison malgré cette rupture ; elle n'en constitue pas moins un incident fâcheux. Vincent et Barnsby nous en communiquent des exemples très probants.

La malignité des kystes végétants est hors de doute, et nous ne comprenons pas bien la phrase de Pozzi, reprise par Bouilly : « Une question encore pleine d'obscurité est celle de la bénignité ou de la malignité du kyste papillaire. » Bouilly, dans son intéressant mémoire lu au Congrès de chirurgie de 1897, cite, sur vingt-deux cas, sept restés guéris de cinq ans à un an. L'intervalle est évidemment trop court pour un certain nombre. Mais quand même un tiers guériraient après une opération complète, la nature en est-elle changée? Les cancers du sein assez nombreux qui restent guéris n'en étaient-ils pas moins malins? Ces chiffres sont intéressants au point de vue opératoire ; ils n'ont aucune valeur vraie pour apprécier la malignité ou la bénignité.

A plus forte raison n'y a-t-il pas lieu de discuter la malignité des transformations carcinomateuses.

Forme.

Les tumeurs secondaires reproduisent la structure de la tumeur primitive : épithélioma, tumeur complexe, carcinome, dans leur type, sinon dans leur variété exacte, car la tendance kystique peut ne plus s'y trouver. Nous devons citer cependant un cas d'Eugène Bœckel (th. Poupinel, obs. 123), où la reproduction se serait faite sous forme de sarcome à cellules rondes généralisé. Un cas de la statistique à nous fournie par notre ami Dubar (de Lille) note aussi : sarcome fasciculé dans le petit bassin. Ces cas paraissent très rares, les kystes dermoïdes eux-mêmes se généralisant avec leurs caractères primitifs. Toutefois, ils sont de nature à attirer l'attention sur la transformation possible du stroma de la poche kystique en sarcome véritable.

Siège. — Mécanisme.

La récidive se fait parfois, rarement d'ailleurs, sur le pédicule de la tumeur primitive. On peut supposer alors que des vestiges de cette tumeur ont été malencontreusement laissés au moment de l'opération sur un pédicule très court.

La greffe spontanée peut se faire sur tous les points du péritoine abdominal, plus particulièrement dans le petit bassin et sur le grand épiploon. Ce siège dépend du siège des végétations qui en sont le point de départ habituel. D'autres fois, elle se fait à la suite de ruptures d'une poche simplement colloïde, comme nous l'avons déjà dit.

Quant à la greffe post-opératoire, dont nous exceptons naturellement les greffes déjà réalisées au moment de l'opération, et qui auraient pu passer inaperçues, elles apparaissent habituellement au niveau même de la cicatrice opératoire. Elles résultent donc d'une protection insuffisante de la plaie contre le liquide qui peut s'écouler autour du trocart ou par une incision ou une déchirure accidentelle. La même greffe se voit après de simples ponctions.

La généralisation est moins fréquente, et plus rare vraisemblablement dans les épithéliomas purs que dans le carcinome. Même quand les noyaux secondaires sont purement péritonéaux, il semble qu'il faille admettre la généralisation et non plus la greffe, si la paroi du kyste est intacte. Mais on trouve aussi des noyaux néoplasiques dans les viscères éloignés (utérus, poumon, estomac), toujours avec le type primitif. Dans quelques cas de transformation carcinomateuse, on a trouvé des ganglions qui ne laissaient pas de doute sur la propagation par les lymphatiques. Mais c'est assez rare, et il est probable qu'elle s'opère le plus souvent par voie sanguine.

II. — REVUE CLINIQUE.

En regard de cette revue anatomo-pathologique, esquissons le tableau clinique.

Le kyste pauciloculaire d'allure bénigne, avons-nous dit, est celui qui a longtemps servi de type à la description clinique, tel qu'on le voyait autrefois surtout, avant ou au début de la période opératoire. Il s'agissait ordinairement de tumeurs existant depuis plusieurs années, jusqu'à dix et quinze ans, remplissant l'abdomen, acquérant le volume considérable que l'on sait, ayant subi des ponctions multiples, affaiblissant la malade par la gêne apportée aux autres viscères, par la grande quantité de liquide soustrait à l'économie, lui imprimant l'aspect spécial non cachectique appelé *facies ovarien* par Spencer Wells. De temps en temps, des poussées inflammatoires intra ou extra-kystiques viennent compliquer la situation, la rendre grave ou donner à l'intervention les difficultés spéciales dues à des adhérences plus ou moins étendues.

D'autres fois, c'est une rupture que l'on signale, et comme pouvant être suivie de guérison après résorption du liquide épanché ; mais, dans ces cas, il s'agit évidemment, au moins presque toujours, de kystes parovariens hyalins, bien différents à tous points de vue.

Les kystes multiloculaires sont déjà différents. Ils grossissent plus vite ; et quand leur volume est devenu considérable, on observe parfois un peu d'ascite, plus souvent de l'œdème des membres inférieurs et de la paroi abdominale. Leur rupture déverse dans l'abdomen une matière colloïde irritante, source possible de greffes, en tout cas point de départ habituel d'accidents nécessitant une intervention rapide.

Cette variété forme, croyons-nous, la grande majorité des kystes de l'ovaire ; mais ils ne sont pas tous semblables, ni anatomiquement, ni cliniquement. Les signes locaux et généraux sont souvent aussi bénins que pour les kystes pauciloculairés; mais, d'autres fois, la patiente est plus réellement une malade. Les douleurs intra-abdominales sont assez accusées et presque permanentes; l'amaigrissement se produit rapidement et le facies ovarien peut se trouver remplacé par un aspect vraiment cachectique ou peu s'en faut. Il semble bien que cette aggravation soit en rapport avec la présence dans le kyste d'un processus de multiplication s'accusant par les gâteaux compacts et les végétations internes.

D'ailleurs, la palpation donne des renseignements importants. Le peu d'étendue de la fluctuation dans de grosses tumeurs indique la multiplicité des poches; son peu de netteté montre la consistance du liquide. On a souvent sur certaines bosselures, formant un relief séparé, une sensation de rénitence plutôt que de fluctuation ou même une dureté comparable à celle des tumeurs solides, capable de faire hésiter le diagnostic, d'autant que la tumeur multilobulée peut paraître composée de tumeurs séparées, fibrome et kyste. Cette dureté spéciale correspond à des masses aréolaires presque solides, à l'aspect sarcomateux comme on le signale souvent.

Avec les végétations externes apparaissent les phénomènes cliniques vraiment graves. L'état général révèle à un œil tant soit peu exercé une déchéance marquée, presque à coup sûr l'existence d'un néoplasme malin. Une ascite notable apparaît, souvent assez abondante pour masquer la présence de la tumeur avant l'évacuation du liquide péritonéal; celui-ci peut être sanguinolent, et dans le trocart peuvent s'engager des débris des végétations. Contrairement aux premières variétés, celle-ci n'a souvent qu'un volume médiocre. Quelques malades signalent d'elles-mêmes que depuis quelques mois elles avaient une tumeur assez peu volumineuse dans le ventre, et que celui-ci a augmenté considérablement de volume avec rapidité. Dans certains cas que j'ai observés, il m'a semblé pouvoir affirmer que le kyste existait depuis longtemps et que le caractère malin, les végétations, l'ascite, étaient apparues à l'âge où le plus habituellement se montrent les tumeurs malignes de n'importe quel organe, vers 45 à 50 ans.

Lorsque l'envahissement péritonéal est réalisé, il n'est pas rare de sentir superficiellement, dans la paroi, des masses dures, plus ou moins étendues, qui sont les tumeurs secondaires. D'autres fois, c'est le palper profond, le toucher vaginal qui donneront sur ce point des renseignements suffisamment précis.

Enfin, l'attention pourra être sollicitée, même en l'absence d'ascite et de noyaux péritonéaux, par un épanchement pleural, par des troubles digestifs, par des symptômes hépatiques liés à des noyaux viscéraux. Mais ce n'est habituellement qu'à l'autopsie que seront constatées ces colonies néoplasiques, dont les symptômes souvent peu accentués disparaissent au milieu des signes de retentissement du kyste lui-même sur l'état général. Nous pouvons espérer maintenant que parfois les noyaux pulmonaires nous seront révélés par la radioscopie.

Tels sont les éléments du diagnostic clinique et du pronostic[1], corroborés ou modifiés par les constatations faites au cours de l'opération et par l'examen de la pièce ; cet examen doit toujours être fait complètement et attentivement.

Du fait de l'examen clinique, devons-nous reconnaître des *contre-indications* opératoires?

M. Pauchet nous dit dans sa note qu'il n'opère plus les œdèmes et les cachectiques.

Les œdèmes ne me paraissent pas mériter ce découragement, et il faut s'entendre sur la cachexie. Personne ne songera à opérer des moribondes, mais il est des cachectiques dont le relèvement post-opératoire est extraordinaire. Je ne reconnais vraiment pour ma part que deux contre-indications formelles : l'état moribond et le diagnostic probable de généralisation (pleurésie hémorrhagique, vomissements continus et sanglants, gros foie), en dehors bien entendu des contre-indications temporaires ou absolues à une opération quelconque, telles que l'asystolie ou l'albuminurie brightique. Même dans les cas d'ascite abondante, même avec des noyaux péritonéaux constatés, j'ai pris comme règle de faire au moins une laparatomie exploratrice et l'évacuation de l'ascite.

Parmi toutes les malades très graves qui se sont présentées à moi, je n'ai refusé le bénéfice de l'intervention opératoire qu'à trois : une moribonde par péritonite, une hémiplégique par ramollissement cérébral, morte quelques jours après son entrée, la troisième présentant une pleurésie hémorrhagique symptomatique. Je n'ai pas eu à m'en repentir, et il est remarquable de voir, d'une part, de quelle simplicité sont les suites opératoires, même dans les opérations incomplètes ; d'autre part, quel est presque toujours le relèvement de l'état général dans les mêmes cas. Il est de règle que l'ascite ne se reproduit pas immédiatement, que les noyaux péritonéaux semblent momentanément s'arrêter dans leur évolution,

---

1. Nous devons citer les recherches hématologiques récentes de Bender ; mais, jusqu'ici, les conclusions n'en sont pas formelles, pas plus que l'hypochlorurie des cancéreux n'est constante.

qu'une période de guérison apparente s'écoule avant la nouvelle et définitive poussée. A la vérité, cette guérison apparente n'a souvent été que de quelques mois ; elle n'a jamais excédé vingt-deux mois (avec une généralisation constatée) ; mais d'autres opérateurs ont été plus heureux. Certains ont pu enlever complètement des noyaux épiploïques, voire même des greffes consécutives à des végétations externes non complètement enlevées, rester endormies pendant cinq, six, sept ans, et même davantage, de manière à leur faire conclure à une guérison définitive.

Celle-ci est-elle vraiment possible ? Il serait difficile de le nier, et théoriquement même nous sommes disposé à l'admettre. Il semble que le péritoine, après la suppression du kyste, l'exposition opératoire, soit capable parfois d'exercer une action aussi bienfaisante sur des noyaux cancéreux que sur des noyaux tuberculeux. Sans doute le processus n'est pas semblable, mais il est comparable. Nous savons encore bien peu de chose sur les modalités si différentes de la marche de deux cancers anatomiquement identiques, mais séparés cliniquement par une distance énorme dans leur évolution. Un cancer atrophique est en somme un cancer qui se guérit spontanément en certains de ses points ; pourquoi notre action n'aiderait-elle pas parfois, et par des moyens divers, à cette guérison naturelle ? Dans le cas présent, nous avons encore comme exemple la rareté des repullulations dans les poches qu'on a dû marsupialiser.

D'où cette conclusion, quelque peu consolante en somme, que si nous devons presque toujours nous défier de l'avenir des kystes de l'ovaire, nous ne devons pas toujours désespérer de leurs formes les moins rassurantes.

Il est prudent d'ailleurs de ne pas se fier outre mesure à la puissance d'enkystement et de résorption du péritoine, et de ne pas conclure avant plusieurs années à la guérison. On a signalé, après une diminution ou une disparition de ces greffes pendant sept et huit ans, leur reproduction ou plutôt leur évolution nouvelle. Notre collègue et ami Ricard nous a envoyé la suggestive observation d'une malade qu'il vient de revoir *treize ans* après l'ablation d'un kyste multiloculaire, et chez laquelle il constate un noyau de récidive dans la cicatrice. Des éléments morbides microscopiques sont donc restés pendant treize ans sans se développer, comme des kystes congénitaux par inclusion restent jusqu'à l'adolescence ou l'âge adulte sans se manifester. De tels faits sont singulièrement troublants pour le pronostic définitif des kystes de l'ovaire.

La *conduite du chirurgien* se déduit facilement de ce coup d'œil sur la marche et le pronostic de l'affection. Il doit tout faire, tant pour prévenir l'apparition des caractères de malignité, que pour éviter les greffes qui peuvent résulter de l'opération elle-même, ou les guérir si elles se sont produites.

Le raisonnement comme l'observation sont vraiment d'accord pour dire qu'aucun kyste de l'ovaire, abandonné à son évolution, ne restera certainement et indéfiniment bénin. Comme nous ignorons la pathogénie du cancer, nous ignorons le pourquoi de la recrudescence d'activité ou de la transformation cancéreuse des kystes. Il faut enlever les kystes de l'ovaire aussitôt que possible, sans leur laisser le temps de grossir ou de dégénérer. C'est une thérapeutique à la fois curative et préventive ; d'ailleurs, médecins et malades entrent de plus en plus dans cette voie.

Pour prévenir la récidive dans les cas simplement suspects, nous ne sommes pas non plus désarmés. La ponction en dehors de l'opération ne se fait plus guère ; elle doit être absolument bannie. Peut-être devrait-on aussi l'éviter pendant l'opération autant que possible, c'est-à-dire quand il n'y a pas nécessité absolue de diminuer le volume du kyste pour l'extraire. En tout cas devons-nous prendre toutes les précautions pour que la plaie opératoire ne soit pas souillée par le liquide sortant de l'orifice de ponction. On ne négligera pas non plus la cautérisation d'un pédicule un peu court.

Quand la greffe est réalisée au moment de l'intervention, il faut enlever tout ce qui est enlevable ; on sera parfois récompensé de la patience et de l'habileté déployées dans cette ingrate besogne. C'est à l'heure actuelle d'autant plus indiqué que le temps n'est peut-être pas éloigné où, soit par une modification dans la composition des humeurs, soit par l'action locale de certains agents physiques, la thérapeutique pourra s'enorgueillir de la prévention ou de la guérison de ces récidives ou des généralisations dans un certain nombre de cas.

III. — STATISTIQUE.

Les classifications que je me suis efforcé d'établir dans les chapitres précédents, et qui sont leur seule raison d'être, m'ont été inspirées tant par mes observations personnelles que par les travaux nombreux et bien connus qui ont éclairé, il y a vingt à vingt-cinq ans, la question des kystes ovariques.

Il me reste à les confirmer par des chiffres, et c'est pourquoi j'ai fait appel à l'expérience d'un bon nombre de chirurgiens. Je remercie ceux qui ont bien voulu m'envoyer leurs statistiques, comme ceux, plus nombreux malheureusement, qui se sont excusés de ne

pouvoir me fournir des chiffres utiles. Je sais combien il est difficile de recueillir avec précision tous les faits de la pratique journa-
lière, et parmi les documents que j'ai reçus il en est quelques-uns
d'inutilisables.

Sans doute les statistiques éparses ne manquent pas ; mais pu_
bliées rapidement, sans délai suffisant, elles n'ont pas grande valeur
dans la question qui nous occupe. Ou bien encore ce sont des faits
isolés ; ou les auteurs emploient des expressions vagues, insuffisamment précises pour entrer dans une statistique comparative.

Je suis bien loin de penser d'ailleurs que ma tentative approche
de la perfection ; il y a pour cela de multiples raisons.

Nous savons tous les réserves qu'il y a lieu de faire dans l'appréciation des chiffres ; il ne faut y chercher que des éléments de pro-
babilité.

La division en cas bénins et cas malins était ici fort délicate.
Puisque, comme nous le disions en commençant, ce sont des expressions cliniques ou surtout cliniques , l'étiquette appliquée à chaque
cas variera parfois d'après une appréciation personnelle , qui aurait
pu ne pas être celle d'un autre observateur tout aussi instruit et
tout aussi attentif. Pour tous, il y aura des cas douteux.

Je me suis donc efforcé de donner une forme concrète à l'observation de mes collègues, en limitant à des formes aisément reconnais-
sables les caractères de la malignité, absolue ou relative , clinique ,
macroscopique et microscopique.

Très souvent malheureusement, l'examen microscopique manque ; il
ne peut en être autrement, et ma propre statistique, point de départ de
ce rapport, est fort loin d'échapper à cette lacune. Il serait pourtant
utile pour établir la fréquence de la transformation cancéreuse, qui
a au moins une valeur déterminée des plus nettes. Or, il semble que
cette transformation soit beaucoup plus fréquente qu'on ne le croit
généralement. Ainsi, sur 15 cas cliniquement malins, dont 7 exa-
minés au microscope, M. Monod donne 6 fois le diagnostic carcinome. M. Pauchet examine 10 tumeurs sur 16 cliniquement malignes ; 10 fois il trouve du cancer. Bien mieux, M. Barnsby, qui seul
nous fournit à ce point de vue des chiffres complets, note 16 cas
cliniquement malins sur 32 opérées ; il constate 18 faits de transformation cancéreuse, et seulement 8 cas d'épithélioma mucoïde typique, d'où il suivrait que certains cas regardés comme bénins d'après
tous les autres symptômes peuvent être déjà bien et dûment du
cancer vrai. De tels exemples nous rapprocheraient singulièrement
de la malignité anatomique constante.

Quoi qu'il en soit, lorsque l'examen microscopique manque, nous avons cru devoir restreindre la malignité clinique à ces signes d'intoxication générale produits par les néoplasmes graves ; et la malignité anatomique, en dehors de greffes ou de métastase accomplies, à l'existence de gâteaux épais et presque solides, ou de végétations externes et internes. Nous sommes certain de rester ainsi en-deçà de la vérité, d'établir un minimum, comme le démontrent les généralisations de kystes regardés comme bénins.

Il y a encore d'autres causes d'erreur dans les chiffres.

Les morts opératoires ne peuvent plus nous donner de renseignements sur le sort ultérieur qu'eussent subi les opérées. Il faut remarquer cependant que la mortalité opératoire, devenue extrêmement faible d'une part, est devenue par cela même presque négligeable, et d'autre part ne porte guère plus que sur les cas réellement malins.

Le principal écueil réside vraiment dans les renseignements incomplets sur le sort définitif. Il y a l'ignorance totale, qui n'est pas rare, surtout dans les hôpitaux parisiens, où affluent les malades de tous les points de la France, mais aussi dans les hôpitaux de villes de moindre importance. Il y a aussi, et surtout peut-être, l'insuffisance du temps écoulé entre l'opération et le moment où est produite la statistique, insuffisance qui donne ici, plus que pour toute autre tumeur maligne, des résultats erronés, parce que pour nulle autre on n'a de guérisons apparentes aussi nombreuses suivies de surprises désastreuses. En formulant mon enquête, j'ai limité mes réponses à l'année 1902 et reculé la guérison à peu près définitive à plus de quatre années. C'est tout-à-fait insuffisant, comme j'ai pu le constater depuis. Les récidives après six ou sept ans ne sont pas très rares, et le cas de Ricard, après treize ans, tout exceptionnel qu'il soit sans doute, est instructif.

Je ne puis trouver de meilleur exemple pour illustrer les réflexions qui précèdent que l'examen de la statistique étendue et si consciencieuse que M. Terrier a publiée naguère dans la *Revue de Chirurgie* sur ses 200 premiers cas d'ovariotomie.

Debray, dans sa thèse, avait relevé dans les statistiques de Terrier 16 cas malins sur 200, soit 8 0/0, chiffre qui me paraissait bien faible vis-à-vis des miens. J'ai repris cette statistique, et j'ai retrouvé, dans la thèse de Poupinel en particulier, des cas qui avaient été omis, soit que l'opérée fût décédée plus tard sans subir une nouvelle opération, soit que des malades placées dans le service de Terrier n'eussent pas été opérées par lui-même, mais par ses collègues et amis. Les 200 cas publiés ne sont pas tous d'ailleurs des kystes ovariques ; je suis arrivé ainsi à un total de 185 cas de kystes, sur lesquels 28 authentiquement prouvés malins par l'examen histologique ou par la mort ultérieure, et 18 cliniquement malins dont la surveillance ultérieure a été nulle ou insuffisamment prolongée. La proportion de 8 0/0 s'élèverait donc à un chiffre compris entre 13,5 et 23,25, chiffre minimum d'ailleurs, puisque nous n'avons de résultats éloignés que pour un très petit nombre.

Voici ma statistique personnelle ; elle porte exclusivement sur ma pratique hospitalière ; je l'estime ainsi plus complète ; on ne refuse pas à la malade d'hôpital une tentative que l'on déconseillerait plutôt dans la clientèle privée et qui précise le diagnostic, et la facilité de l'autopsie donne parfois des renseignements complémentaires d'un haut intérêt.

De 1891 à 1902, soit en 12 ans, j'ai vu 52 kystes ovariques uni ou bilatéraux ; 3 malades n'ont pas été opérées, 2 ont subi deux opérations (une pour le second ovaire jugé sain lors de la première intervention, l'autre pour récidive péritonéale), au total 49 opérations sur 50 malades. Sur ce chiffre, en dehors de 2 ou 3 cas douteux, j'en ai déclaré 21 mauvais, soit une proportion de 42 0/0. Je compte 2 morts opératoires ; une malade avait un noyau de généralisation dans l'estomac constaté par l'autopsie ; l'autre a succombé à une lésion des uretères adhérents (récidive). Des 19 restantes, 17 sont mortes ; 3 sans opération, mais de leur tumeur cancéreuse ; 14 après récidive ou généralisation ; 1 est bien portante après plus de 4 ans ; le sort de la dernière m'est inconnu. En somme, 19 sont certainement mortes cancéreuses, soit 90,48 0/0 des cas déclarés malins, ce qui prouve bien que le diagnostic de malignité n'a pas été porté à la légère, et 38 0/0 du total des malades observées.

Cet énorme pourcentage de malignité m'a fait me demander, ou si j'avais rencontré une série malheureuse, ou si la Normandie, si fertile en cancers, donnait ici un pourcentage vraiment supérieur à d'autres contrées.

L'influence de la série est probable ; elle est d'autant plus admissible que mes chiffres sont assez restreints, ne concernant qu'un service de femmes de 18 lits, qui reçoit au hasard tous les cas de chirurgie.

D'ailleurs, les statistiques de mes collègues rouennais, MM. François Hüe et Martin, ne sont pas aussi noires que la mienne ; mais je dois faire observer en même temps que leurs opérations portent surtout sur la clientèle civile et, par conséquent, comporte les réserves que j'ai faites plus haut.

A tout prendre, nos statistiques réunies donnent près de 25 0/0 de malignité diagnostiquée, ce qui ne me paraît pas dépasser la moyenne probable ; et sur 37 cas malins, 4 seulement sont vivants ?

Dans le tableau que je publie, et qui ne comprend que les résultats utilisables de mon enquête, deux statistiques seulement sont comparables à la mienne, celles de MM. Barnsby et Pauchet. Celle de M. Barnsby est plus élevée comme pourcentage de malignité histologique constatée : 56,25 0/0 ; celle de M. Pauchet un peu moindre : 38,70 ; celle de M. Baillet ne vaut guère mieux, 36,17. Mais je dois ajouter que les récidives ou généralisations qu'ils ont observées sont notablement moins nombreuses.

D'autres s'abaissent à près de 10 0/0 seulement de malignité ; chose remarquable, les deux meilleures viennent de deux chirurgiens de Lille. Est-ce en rapport avec une moindre fréquence ou une moindre gravité du cancer dans cette région ? Nous ne pouvons répondre à cette question.

Ces grandes différences sont plus probablement liées au tempérament particulier de chaque chirurgien qui, même à l'hôpital, opèrera ou n'opèrera pas systématiquement tous les cas, acceptera ou n'acceptera pas les malades souvent entrées d'abord dans des services de médecine, et qui lui paraîtront ne pas pouvoir bénéficier sérieusement d'une intervention.

De ces facteurs, et d'autres sans doute, je puis certainement conclure que les chiffres statistiques sont notablement trop faibles. Quoi qu'il en soit, en les examinant, je puis en tirer les remarques suivantes :

La proportion des cas diagnostiqués malins est ici de 22 0/0 ; je crois que réellement on peut l'estimer à 25 ou 30 0/0.

De ces cas malins, faisant abstraction des morts opératoires et des malades qui n'ont pu être suivies, 50,76 0/0 ont certainement succombé à leur cancer.

En fait, si les guérisons constatées sont presque aussi nombreuses (49 0/0), le plus grand nombre le sont depuis moins de 4 ans, et nous avons dit quel long intervalle pouvait s'écouler entre l'opération et la récidive. Sur beaucoup plane donc encore la menace de la récidive.

La greffe étant réalisée dans près de 29 0/0 des cas dits malins, quand la greffe n'est pas réalisée au moment de l'opération, le danger n'est pas extrême ; il serait d'environ 11 0/0 pour les cas diagnostiqués malins, et 1 0/0 pour les cas dits bénins.

AUTEURS.	TOTAL DES CAS.	CAS MALINS.		GREFFES.	MORTS OPÉRATOIRES.	NON SUIVIES.	MORTS PAR MALIGNITÉ.	GUÉRISONS.		MORTS DANS LES CAS DITS BÉNINS.
		TOTAL.	POUR 0/0.					PLUS DE 4 ANS.	MOINS DE 4 ANS.	
ROUEN — Cerné	50	21	42.00	12	2	1	17	1	»	»
ROUEN — Fr. Hüe ...	74	11	14.86	3	3	»	7	1	»	»
ROUEN — Martin.....	25	5	20.00	1	»	»	3	1	1	»
LILLE — Dubar.....	85	9	10.50	4	»	5	4	»	»	»
LILLE — Duret......	109	13	12.04	7	3	1	6	2	1	»
Baillet	47	16	36.17	2	1	3	5	3	4	»
Barnsby ...	32	18	56.25	2	1	»	6	»	11	»
Bousquet..	76	13	17.10	3	4	2	2	4	1	2
Guelliot ...	22	7	31.82	»	1	»	1	2	3	»
Le Meniet..	12	2	16 66	2	»	»	1	»	1	»
Monod	111	15	13.51	3	2	4	5	1	3	2
Pauchet ...	62	24	38.70	13	4	»	6	6	8	2
Schwartz ..	116	26	23.33	»	4	7	4	2	9	»
	821	180	22	52	25	23	67	23	42	6

Enfin, la mortalité globale par malignité, calculée sur l'ensemble des kystes de l'ovaire, si nous essayons de compenser les causes d'erreur inhérentes aux statistiques, semble pouvoir osciller entre 12 et 15 0/0.

Conclusions.

1° Il n'est pas démontré qu'aucun kyste de l'ovaire ne puisse pas présenter une évolution maligne ;

2° Cependant, il ne semble pas que l'on ait observé de récidive ou de généralisation dans les kystes qui, au moment de leur ablation, étaient pauciloculaires avec contenu peu dense, et offraient la structure de l'épithélioma mucoïde typique ;

3° Toutes les autres formes fournissent des exemples de récidive et de généralisation ; la forme la plus grave appartient aux kystes végétants ou papillaires ;

4° Cette dernière forme a cependant donné quelques guérisons définitives, même avec greffes péritonéales incomplètement enlevées ;

5° Les cas étiquetés généralement comme malins du fait de gâteaux compacts, végétations, dégénérescence carcinomateuse, et qui représentent près du quart de la totalité, sont suivis de mort, du fait de cette malignité, dans plus de la moitié des cas.